DES COMPLICATIONS

DE LA

FIÈVRE TYPHOÏDE

DANS LE

TRAITEMENT PAR LES BAINS FROIDS

ET LES

TRAITEMENTS ORDINAIRES

Communication faite à la Société médicale des hôpitaux de Paris

DANS LA SÉANCE DU 13 AVRIL 1877

PAR

Le Docteur H. LIBERMANN

Médecin de l'hôpital du Gros-Caillou
Officier de la Légion d'honneur
Membre de la Société médicale des hôpitaux de Paris

Extrait de L'UNION MÉDICALE (Troisième série)
Année 1877.

DES COMPLICATIONS

DE

LA FIÈVRE TYPHOÏDE

DANS LE TRAITEMENT PAR LES BAINS FROIDS

ET

LES TRAITEMENTS ORDINAIRES

Je ne voulais plus prendre la parole sur le traitement de la fièvre typhoïde par les bains froids, mais le long réquisitoire de M. Peter, ainsi que l'autorité qui s'attache à son grand et sympathique talent, me font un devoir de défendre une méthode que j'ai été un des premiers à préconiser en France, et dont j'ai cherché à déterminer, il y a deux ans déjà, les indications rationnelles.

Notre éminent confrère a attaqué les bains froids au point de vue théorique et au point de vue pratique. Au point de vue théorique, il semble, si je l'ai bien compris, nier complétement la gravité de l'hyperthermie dans la fièvre typhoïde, et il vous a dit : La fièvre n'est pas grave parce qu'il y a élévation de température, mais il y a élévation de température parce que la fièvre est grave. Je suis complétement de l'avis de mon savant contradicteur quant à la seconde partie de sa proposition : il y a hyperthermie parce que la fièvre est grave; mais la première partie est incomplète, et si la fièvre typhoïde peut être grave sans hyperthermie, l'élévation de la température par elle-même amène des troubles fonctionnels et des lésions nouvelles qui ajoutent des éléments importants aux dangers de la maladie.

Je vais chercher, en peu de mots, à déterminer quels sont ces troubles fonctionnels et ces lésions.

L'école allemande, et notamment celle de Liebermeister, a certainement exagéré le rôle de la température dans la fièvre typhoïde, en lui attribuant presque tous les phénomènes morbides qui ne ressortent pas directement des lésions intestinales. En ce moment, nous traversons une période de réaction contre une théorie qui avait d'abord séduit tout le monde, et la tendance actuelle est de mettre sur le compte de l'empoisonnement typhique toute la série des accidents attribués il y a quelque temps encore à l'hyperthermie.

Il y a un juste milieu à garder entre ces deux opinions, et l'observation des effets produits par le traitement hydrothérapique nous met justement à même de distinguer expérimentalement, mathématiquement presque, les phénomènes dus à la chaleur, de ceux qui appartiennent à l'empoisonnement de l'économie.

Le plus important des troubles fonctionnels produits par l'élévation de la température est la paralysie plus ou moins incomplète, ou plutôt la parésie du cœur, qui entraîne avec elle les hypostases et les œdèmes du poumon, auxquels succombent ordinairement les malades dont la fièvre typhoïde n'a pas été compliquée. Le premier effet de l'hyperthermie sur le cœur se traduit par l'accélération de ses mouvements. Cette accélération est-elle due à l'action directe du sang échauffé sur sa face interne, comme le veut Claude Bernard, ou bien à son action sur le muscle cardiaque lui-même par voie directe, ou par voie réflexe, peu importe; il est constant que, dès que la température s'élève, le cœur se contracte plus fréquemment. Sous l'influence de cet excès de travail musculaire et de l'adynamie due au poison typhique, ses contractions deviennent de moins en moins énergiques, et au bout d'un temps plus ou moins long, il entre dans un état de parésie avec ses conséquences directes sur le parenchyme pulmonaire. Pour que cette parésie se produise, il n'est pas besoin de l'infiltration granulo-graisseuse du muscle cardiaque qu'on est loin de rencontrer toujours, et sur la signification de laquelle les récentes recherches d'Erb et de Bernheim laissent encore des doutes. Le travail exagéré du cœur, sa mollesse, sa flaccidité due aux combustions fébriles, l'adynamie produite par l'empoisonnement typhique, suffisent largement pour l'expliquer.

Si l'on veut se rendre un compte exact de l'influence de la température sur les contractions du cœur, le bain nous offre une occasion excellente de contrôle. Dès que la réfrigération qu'il amène est produite, le pouls tombe de 10 à 30 pulsations environ; le dicrotisme presque constant, disparaît; les battements du cœur deviennent plus énergiques, comme je m'en suis assuré par les nombreux tracés sphygmographiques que j'ai pris et dont j'ai donné quelques spécimens dans mon mémoire en 1874. Quand la température est revenue au point où elle en était avant le bain, on constate de nouveau l'accélération du pouls, le dicrotisme et la faiblesse de l'impulsion cardiaque. Mais la température ne borne pas son action délétère au cœur seulement, elle a une action tout aussi puissante sur le système nerveux central dont les fonctions sont profondément troublées par l'élévation thermique. Il ne serait pas juste cependant de lui attribuer toutes les manifestations cérébrales de la fièvre typhoïde. Il en est qui sont dues évidemment à l'empoisonnement typhique, ce sont celles (1) qui se montrent en général dans les formes apyrétiques ou dans les fièvres à température modérée. On les rencontre aussi dans le stade prodromique et la première semaine de toute fièvre typhoïde. Elles consistent dans le malaise, la prostration, la céphalalgie, l'insomnie, les rêvasseries nocturnes, l'apathie, et, enfin, dans un délire imcomplet qui ne se révèle que quand le malade est abandonné à lui-même. Les manifestations que nous attribuons, avec Libermeister qui les a le premier catégorisées, à l'hyperthermie, sont celles qu'on remarque dans toutes les fièvres à température élevée, et qui ne présentent dans la fièvre typhoïde un cachet particulier, comme il le fait judicieusement remarquer, que parce qu'à la suite de la lente élévation de la température elles se développent graduellement et montrent ainsi dans leur entier les phases du processus. « Elles sont caractérisées par un trouble intellectuel persistant, de la mussitation, de la somnolence d'où on peut cependant encore tirer le malade, quelquefois par un délire intense avec de l'agitation. Ces accidents durent, dans les cas graves, depuis le commencement de la seconde semaine jusque dans la quatrième. Enfin, dans le degré le plus élevé, les malades restent sans connaissance, sans réaction, stupides, adynamiques; c'est la suspension complète des fonctions de l'encéphale (2). »

Toutes ces formes de délire disparaissent avec rapidité dans le bain. Dès le premier bain, souvent, mais ordinairement après le troisième ou le quatrième, le malade, qui avait absolument perdu conscience de lui-même, répond nettement aux questions qu'on lui adresse; l'agitation, les mouvements désordonnés, les cris cessent, le sommeil survient calme et réparateur.

Presque avec une précision mathématique, quand la température est remontée deux ou trois heures après les bains, les mêmes phénomènes reparaissent pour disparaître complétement après trois ou quatre jours de traitement. Mais, chose digne de remarque, si pour un motif quelconque on est obligé de les cesser avant que la température n'ait été définitivement abaissée, toute la scène morbide se renouvelle avec la même intensité, de sorte qu'on peut pour ainsi dire produire ou arrêter les manifestations cérébrales, suivant qu'on arrête ou qu'on continue les soustractions de calorique.

(1) Liebermeister. *Einleitung zu den Infections Krankeiten in abdominal typhus,* p. 93 et suivantes.
(2) Bernheim, d'après Liebermeister. *Leçons de clinique médicale,* page 49.

En observant attentivement ces remarquables effets, on reste convaincu que les manifestations du cerveau les plus graves et les plus nombreuses sont dues à l'élévation de la température. On nous objecte, il est vrai, que, dans certaines fièvres typhoïdes avec de hautes températures dépassant même 40° pendant plusieurs jours, on n'a pas observé de délire. J'admets ces faits, j'en ai constaté des exemples dans mon service. J'ai observé même des cas où, avec une température de 38° et au-dessous, il s'est produit des délires furieux. Mais l'organisme réagit-il toujours de la même manière sous l'influence des causes morbides ? Non certainement ; nos contradicteurs le savent aussi bien que nous, et les faits qu'ils citent, beaucoup plus rares qu'ils ne veulent bien le dire, ne sont que des exceptions qui confirment la règle que nous venons de poser.

D'autres altérations, moins graves que les précédentes, sont encore un produit direct de la température. Ce sont les fuliginosités des lèvres, des dents, de la bouche et du nez, qui disparaissent avec rapidité par l'usage des bains. Ces fuliginosités ont leur importance dans la symptomatologie de la fièvre typhoïde. C'est à elles qu'il faut attribuer en partie l'anorexie, le dégoût pour tout aliment qui est souvent si profond et si persistant. Dès qu'elles ont disparu, l'appétit, quelquefois même une faim très-vive, se déclare, et ce n'est pas là un des moindres bienfaits du traitement qui a été si vivement attaqué par M. Peter.

Maintenant, que les altérations parenchymateuses du foie, des reins, du cœur, des muscles, des centres nerveux, soient dues à l'élévation de température ou à la combinaison de cet élément morbide avec l'altération du sang produite par la maladie infectieuse, cela est peu important au point de vue thérapeutique, et nous n'avons pas à nous en occuper ici.

Nous en avons assez dit pour démontrer que, de tous les symptômes de la fièvre typhoïde, l'hyperthermie est le plus grave, le plus constant, celui qui, par son action persistante sur toute l'économie, amène les perturbations les plus nombreuses.

Mais, à côté de ce symptôme prépondérant, il en est d'autres qui, comme le fait si bien remarquer Jaccoud dans ses belles cliniques de Lariboisière, jouent un rôle important. Ce sont les destructions organiques, l'adynamie due à l'empoisonnement typhique, les complications pulmonaires, suites ordinaires de la bronchite typhoïde primitive. Nous allons voir quelle part la méthode hydrothérapique fait à ces différents éléments.

La médication de la fièvre typhoïde peut se diviser en médication spécifique et en médication symptomatique. Quoiqu'il ne soit pas illogique de chercher une médication spécifique contre le poison typhique, toutes les tentatives de ce genre ont avorté jusqu'à ce jour. Ni les saignées coup sur coup, avec lesquelles on prétendait juguler la maladie, ni l'eau chlorurée, ni les acides minéraux, ni l'iodure de pótassium, ni le calomel, si vanté par Traube, n'ont donné les résultats qu'on en attendait. Il faut donc, jusqu'à présent du moins, s'en tenir à la médication symptomatique, la médication des éléments, comme l'appelait notre maître le professeur Forget; et pour qu'elle soit efficace et rationnelle, il faut qu'elle s'adresse à tous les symptômes de la maladie ou au moins aux principaux d'entre eux. La médication hydrothérapique, malgré les assertions de M. Peter, remplit bien toutes ces conditions.

A l'élévation de la température, aux troubles cardiaques et cérébraux qui en sont les conséquences immédiates, elle oppose les bains froids avec leur soustraction de calorique si puissante.

Aux troubles intestinaux, au météorisme, aux coliques, à la diarrhée ou à la constipation, les compresses froides sur l'abdomen et les lavements froids, qui valent bien le cataplasme classique et le lavement émollient. Elle combat l'adynamie par l'alimentation liquide d'abord, puis, au fur et à mesure que la fièvre tombe, par une alimentation plus solide : du lait, du bouillon gras, du vin généreux sont donnés plusieurs fois par jour dès le début, et je ne connais pas de meilleurs toniques. Leur effet reconstituant, destiné à s'opposer à l'adynamie et aux combustions de l'organisme, est encore favorisé par la disparition des fuliginosités de la bouche et de la gorge qui ramène l'appétit.

Dans les cas où les toniques alimentaires ne suffiraient pas, je n'hésite pas à employer l'extrait de quinquina et même l'alcool, dont on peut presque toujours se passer du reste avec le traitement par les bains froids. Enfin il est un dernier élément qu'il faut combattre : la bronchite typhoïde et ses conséquences immédiates, la pneumonie lobulaire et lobaire. Jaccoud recommande l'application fréquente de ventouses sèches, pour empêcher cette complication ou l'entraver une fois produite.

L'eau froide est un moyen beaucoup plus rationnel et plus énergique. Comment se produit, en effet, le plus ordinairement la pneumonie dans la fièvre typhoïde (1)? Par l'extension du catarrhe capillaire aux lobules pulmonaires, et cette extension est surtout favorisée par la faiblesse des mouvements respiratoires et de l'impulsion cardiaque, qui amènent le collapsus pulmonaire et l'hyperémie avec leur conséquence, la migration probable des globules blancs dans les alvéoles, constituant d'abord la pneumonie lobulaire, puis la pneumonie lobaire par confluence des foyers primitifs.

Les bains froids, en amenant des inspirations plus profondes, en amoindrissant l'influence délétère de la fièvre sur le muscle cardiaque et les muscles de la respiration, en conservant aux malades l'intégrité de leur sensation qui leur permet d'expectorer les mucosités qui se concrètent dans les bronches, diminuent bien

____

(1) Ziemsen, cité par Brand, p. 44, *Wasserbehandlung des typhœsen fieber.*

plus énergiquement que les ventouses sèches les chances de pneumonie. Si, malgré leur influence, la pneumonie se produisait, même la pneumonie franchement inflammatoire, qui est rare dans la fièvre typhoïde, les bains froids constitueraient encore, d'après Jurgensen, un moyen de traitement utile, à cause de leur action tonique sur le muscle cardiaque; car, même dans ces pneumonies, le plus grand danger réside moins dans l'inflammation du parenchyme pulmonaire que dans la faiblesse du cœur, comme l'a démontré Jurgensen (1).

Quand le poumon est hépatisé, le cœur droit, en effet, a besoin d'une plus grande force pour lancer le sang à travers les capillaires comprimés par le contenu solide des alvéoles; si la force d'impulsion lui fait défaut, il se produit des stases dans les poumons; le ventricule gauche reçoit moins de sang artériel, il se contracte presque à vide et bat plus fréquemment et plus mollement, les muscles cardiaques et respiratoires ne reçoivent plus la quantité de liquide sanguin nécessaire à leur fonctionnement, et les malades finissent par succomber à l'insuffisance du cœur plus encore qu'à l'œdème pulmonaire consécutif à la stase sanguine. La statistique semble confirmer ces inductions théoriques, comme nous le verrons plus tard. Le traitement par les bains froids avec son corollaire obligé, l'alimentation dès le début de la maladie, remplit donc toutes les conditions d'un traitement symptomatique rationnel, puisqu'il s'adresse aux éléments principaux de la maladie.

Il me reste maintenant à démontrer que les bains abaissent réellement la température. Je l'ai fait en 1874, et j'ai étudié dans mon mémoire, de la façon la plus précise, sur des observations nombreuses faites par moi-même, le thermomètre à la main, les abaissements obtenus par les différents procédés hydrothérapiques.

Je vous demande la permission de rappeler quelques chiffres seulement. Après un bain froid de 15 à 22°, pris pendant un quart d'heure, il se produit généralement un abaissement de température de 2 à 4 degrés.

Après un bain tiède d'une demi-heure, la moyenne de l'abaissement oscille entre 2 et 3 degrés.

Après une affusion froide de cinq minutes, entre 0,5 et 1°5.

Après une lotion froide de cinq minutes, entre 0,5 et 1° environ.

Après une lotion de dix minutes, l'abaissement de température peut atteindre de 1 à 1,5 de degré.

Vous le voyez, Messieurs, malgré les assertions de M. Peter, qui ne reposent que sur l'observation de deux bains, le bain froid est le plus puissant des moyens réfrigérants; j'ajoute même, le moins dangereux, car il n'exerce pas sur les centres

(1) Jurgensen. *Handbuch der Kranckeiten des Respirations apparates,* Leipzig, p. 171, et Bernheim, *Leçons de clinique médicale,* p. 5 7.

nerveux et le cœur la dépression trop souvent produite par le sulfate de quinine et la digitale.

Je ne veux pas allonger ce mémoire par des citations, et je vous renvoie aux excellents travaux de MM. Hirtz, Widal et Bernheim sur l'action de la digitale comme antipyrétique.

Liebermeister, pour produire des abaissements de 2 degrés, est obligé de donner parfois jusqu'à 3 grammes de sulfate de quinine dans une heure, dose énorme que j'hésiterai toujours à employer dans ce but, malgré son exemple.

Un instant après avoir nié l'abaissement durable de la température par les bains, M. Peter, il est vrai, sur une seule observation, les accuse de produire parfois des températures de collapsus, un abaissement allant jusqu'à 35°3 dans l'aisselle.

Je n'ai pas besoin de démontrer que l'observation de quelques bains isolés n'a aucune valeur ni dans un sens ni dans l'autre. J'ai moi-même cité, dans mon premier travail, un malade du service de mon distingué confrère des hôpitaux militaires, M. le docteur Widal, chez lequel les bains donnés plusieurs jours de suite de la façon la plus rigoureuse n'avaient pas amené d'abaissement de température appréciable. Mais c'est là une exception, une exception rare, comme le démontrent les milliers de bains qui ont déjà été donnés, et qui ont presque toujours amené les résultats que j'ai annoncés, en expérimentant sur une échelle beaucoup plus modeste.

M. Peter s'est aussi élevé contre leur fréquence et la formule presque mathématique qu'on a donnée à leur application.

On a constaté, il est vrai, que, toutes les trois heures environ, les bains avaient épuisé leur action réfrigérante, et qu'il était utile de les recommencer à ce moment, le point important de la méthode consistant à maintenir la température aussi longtemps que possible voisine de la normale. Mais il n'y a pas là une loi mathématique inflexible ; on les donnera plus tôt si la température remonte plus rapidement, et plus tard si elle remonte plus lentement. Le médecin restera toujours le seul juge de l'opportunité de la balnéation, et nous n'entendons en aucune façon supprimer un moyen d'une formule toute faite, l'application des indications individuelles qui constituent le grand art de la médecine.

Maintenant, comment agissent les bains? M. Peter prétend que leur action réside uniquement dans l'excitation vive, subite et énergique des nerfs de la peau. Pour moi, et cela ressort de tout ce qui précède, les bains agissent surtout par la soustraction du calorique, et ce n'est pas là le petit côté de la question, comme le dit M. Peter, mais le côté principal : le retour des manifestations cardiaques et cérébrales au fur et à mesure que la température s'élève de nouveau après le bain, en est une preuve incontestable.

La spoliation thermique n'est pas non plus aussi momentanée que l'affirme notre savant confrère. La température, après avoir atteint son minimum, quinze à trente minutes après le bain, reste stationnaire pendant une heure environ, puis remonte lentement pendant deux heures, pour reprendre son état primitif; de sorte qu'en donnant six bains par jour pendant les deux ou trois premières semaines d'une fièvre typhoïde, on peut maintenir quotidiennement, d'après mes calculs, le malade six à huit heures avec une température voisine de la normale, et, vers la fin du traitement, cet état apyrétique peut se prolonger de dix-huit à vingt heures, la réfrigération étant d'autant plus considérable et plus persistante que les températures sont moins élevées.

Tout l'effet des bains froids ne se borne pas là cependant, ils agissent encore en assurant le fonctionnement régulier de la peau, l'énergie des mouvements respiratoires, la sédation des papilles nerveuses du derme, en diluant le sang par l'eau qui pénètre dans la circulation, enfin par leur effet révulsif, sur lequel a beaucoup insisté Brand avant même M. Peter.

J'ai terminé ici, Messieurs, la partie théorique de mon travail, qui eût mérité de plus longs développements, et je vais aborder maintenant le côté réellement pratique, l'appréciation des dangers des bains froids, et les résultats statistiques qu'ils ont donnés jusqu'à présent.

M. Peter a soutenu que les bains conduisaient fatalement aux hémorrhagies intestinales, pulmonaires, nasales, aux syncopes, aux abcès multiples, aux douleurs rhumatismales ou arthritiques intolérables, qui compliquent certaines fièvres typhoïdes, à l'albuminurie; en un mot, il a fait miroiter sous vos yeux les accidents les plus graves, qu'il a mis au passif de la méthode hydrothérapique, en s'appuyant sur quelques faits dont nous ne contestons pas l'authenticité, mais qui sont si peu nombreux qu'ils ne peuvent avoir une signification sérieuse.

Pour juger de la valeur réelle d'une méthode et de ses dangers, il faut pouvoir s'étayer de séries nombreuses, recueillies partout, en temps d'épidémies comme en temps ordinaires, afin d'échapper aux chances d'erreur produites par un concours de circonstances qu'on appelle le hasard dans la vie ordinaire, la coïncidence en médecine.

Ainsi M. Féréol (1) avait signalé dans son remarquable travail plusieurs cas d'hémoptysie, dont il avait cru devoir, chez deux malades du moins, attribuer la production aux bains froids.

Depuis, M. Labbé et M. Maurice Raynaud ont observé chacun un cas d'hémoptysie dans le courant de fièvres typhoïdes traitées par les moyens ordinaires.

Moi-même j'ai eu l'occasion d'en observer un nouveau cas pendant le mois de

---

(1) *Sur le traitement de la fièvre typhoïde par les bains froids,* 8 décembre 1876, p. 8.

janvier chez un malade (1) que j'aurais soumis à la balnéation, si je n'en avais été empêché par des circonstances indépendantes de ma volonté. Six jours avant sa mort, ce malade fut pris d'une hémoptysie considérable qui se renouvela trois jours de suite. A l'auscultation, on constata simplement les signes d'une congestion du sommet du poumon droit. A l'autopsie, les sommets des deux poumons furent trouvés parfaitement sains. Il est probable que si j'avais donné les bains froids, comme c'était mon intention, les hémoptysies se fussent produites néanmoins, et on eût sans doute attribué à l'eau froide un accident qui n'eût été qu'une simple coïncidence.

Sur 8,141 cas traités par les bainds froids, dont Brand (2) donne en partie l'analyse, il s'en trouve plus de 5,000 en chiffres ronds, où les complications sont indiquées. Or, sur ces 5,000 cas, je vois cités : une fois une hémoptysie sans importance (3), une fois des toux hémoptoïques, neuf fois des crachats hémoptoïques. En tout 11 cas d'hémorrhagies pulmonaires qui paraissent ne pas avoir eu une grande gravité. Il est vrai qu'il est encore question d'une dizaine d'hémorrhagies sans désignation de lieu d'origine. Mais, on le voit, même en admettant qu'elles aient eu pour point de départ les poumons, cet accident est rare, et si sa fréquence dans la dernière épidémie a été considérable, il ne faut probablement l'attribuer qu'à l'épidémie elle-même.

Pardonnez-moi, Messieurs, cette digression ; je continue. M. Peter vous a dit : L'hémorrhagie est fatale, nécessaire ; le sang, chassé de la périphérie par la contraction des vaisseaux, doit affluer à l'intérieur et s'accumuler dans les endroits qui lui offrent le moins de résistance, d'où hémorrhagie. Mais, c'est là encore de la théorie pure ; si M. Peter avait assisté à un seul bain froid, il aurait vu que la pâleur de la peau, la contraction des capillaires ne durent que quelques minutes ; au bout d'un temps très-court, les vaisseaux sont faits au froid, ils se dilatent de nouveau, la peau se colore, la circulation se régularise, et tout danger de stase sanguine et de congestion interne a disparu, si jamais ce danger a réellement existé.

Nous allons voir que les faits justifient cette explication.

Quelque temps avant cette discussion, il a paru un nouveau livre de Brand (4) sur la médication hydrothérapique de la fièvre typhoïde, qui est un événement considérable pour la question qui nous occupe. Car, si on peut l'attaquer sous le rapport des opinions de l'auteur, beaucoup trop exclusives à notre avis, il contient,

(1) Vannius (Armand), brigadier au 19ᵉ escadron du train, entré à l'hôpital du Gros-Caillou le 14 janvier, décédé le 30 janvier 1877.

(2) *Die Wasserbehandlung des typhœsen fieber*, von Dʳ Ernst Brand. *In* Stettin. Tübingen, 1877.

(3) Brand. *Loco citato,* p. 287-289.

(4) Brand. Ouvrage cité ci-dessus.

comme nous l'avons déjà dit, une statistique de 8,141 cas de fièvres typhoïdes traitées par les bains froids, tant en France qu'en Allemagne, et cela par les médecins
les plus éminents comme par les praticiens les plus obscurs. Le plus grand nombre
des cas se rapporte à la pratique nosocomiale.

C'est avec ces matériaux considérables et par la comparaison avec les résultats
statistiques fournis par les médications ordinaires, que nous essayerons de juger la
question des accidents attribués aux bains froids. Tous les chiffres sont pris dans le
livre de Brand; je les crois justes jusqu'à preuve du contraire, sauf les réserves que
j'indiquerai dans le courant de mon travail. J'ai cru devoir cependant retrancher
tout d'abord, pour l'étude des complications qui nous occupent, de la statistique
générale donnée par Brand, les cas qui n'ont pas été l'objet d'une observation complète.

Pour un certain nombre d'auteurs, en effet, il se contente d'indiquer le nombre
des malades et des décès. Ces cas ont-ils présenté des complications? Nous l'igno-
rons; et, dans le doute, nous avons cru devoir les exclure de nos calculs, et n'y
comprendre que les groupes d'observations où les complications sont notées. C'est
ainsi que 378 cas de Lichtenstern (1), 874 cas de Kœrber et 356 cas de Zaubrer ne
portent aucune indication de complications, il en est de même pour un certain
nombre d'autres groupes moins importants; en tout 2,783 cas environ, dont nous
n'avons pas cru devoir tenir compte.

Quant à la statistique personnelle de l'auteur, sur la valeur de laquelle on a cru
devoir jeter quelque doute, elle se noie dans la masse des observations contre-
signées par les noms les plus autorisés, et ne peut changer d'une façon sensible les
résultats généraux.

J'ai déjà parlé des hémorrhagies pulmonaires à propos des faits de M. Féréol, je
n'y reviendrai pas. Quant aux épistaxis graves qui sont si fréquentes, d'après
M. Peter, dans le traitement par les bains froids, je n'en vois pas noté un seul
cas, sur les 8,141 de la statistique de Brand, réduits à 5,000 comme je l'ai indiqué
plus haut. Il est vrai que les 10 cas classés sous la rubrique « hémorrhagies
diverses », peuvent en comprendre quelques-unes. Cet accident est rare, du reste,
dans la fièvre typhoïde. Sur 500 malades que j'ai traités par les moyens ordinaires
depuis 1871, je l'ai rencontré deux fois.

Quant à ce qui regarde l'hémorrhagie intestinale, Brand a recueilli des docu-
ments très-curieux, dont je me contente de donner ici le résumé (2).

« Sur 4,995 malades traités par les bains froids dans la pratique civile, dans
celle des enfants, dans les hôpitaux civils et militaires, il y a eu 155 hémorrhagies

(1) Brand. Ouvrage cité p. 292, 294, 296.
(2) Brand. *Loco citato,* p. 252 et suivantes.

intestinales, sur lesquelles 35 décès et 120 guérisons; ce qui fait 3,1 p. 100 d'hémorrhagies intestinales; 35 décès donnent 0,6 p. 100 de décès sur la totalité des cas observés.

« Sur 155 hémorrhagies intestinales, 35 se sont terminées par la mort; soit 22,7 p. 100.

« Sur 4,890 malades traités par les moyens ordinaires, dont voici le tableau, il y a eu 271 décès (1).

NUMÉROS d'ordre.	OBSERVATEURS.	NOMBRE des cas.	CHIFFRE des hémorrhagies intestinales.	TANT pour 100
1........	Vogel...............	139	6	4.3
2........	Griesinger..........	600	32	5.8
3........	Louis...............	134	8	5.9
4........	Ragaine.............	115	11	9.6
5........	Duchek.............	187	7	3.7
6........	Gérenville..........	695	34	4.9
7........	Conradi............	981	44	4.5
8........	Reinhard...........	1178	57	4.8
9........	Liebermeister.......	861	72	8.4
	Totaux........	4890	271	5.6

« On voit que, sur un nombre sensiblement égal de fièvres typhoïdes traitées par les moyens ordinaires, il y a eu 116 hémorrhagies intestinales de plus que par le traitement hydrothérapique, soit une augmentation de 2,5 p. 100.

« Si la fréquence des hémorrhagies intestinales est diminuée par les bains, leur mortalité est aussi beaucoup abaissée par eux. Le tableau suivant donne les chiffres de la mortalité dans les hémorrhagies intestinales traitées par les moyens ordinaires (2) :

   1. Reinhard accuse......... 47.4 pour 100 décès.
   2. Griesinger............. 31.2 —
   3. Gietl................. 50.0 —
   4. Wien................. 50.0 —
   5. Betke................ 42.9 —
   6. Jensen............... 50.0 —
   7. Duchek.............. 71.4 —
   8. Gerenville............ 82.4 —
   9. Conradi............. 36.4 —
  10. Liebermeister......... 38.6 —

(1) Brand, *loco citato,* p. 252.
(2) Brand, *loco citato,* p. 253.

« Ce qui fait une moyenne de 50 p. 100.

« Chez les malades traités par les bains froids, la mortalité ne s'est élevée qu'à 22,7 p. 100. Elle est donc de 27,3 p. 100 moindre que chez ceux qui ont été traités par les moyens ordinaires (1). »

Ces conclusions sont loin d'être absolument rigoureuses. Le chiffre de 50 p. 100 assigné par Brand pour la mortalité moyenne des hémorrhagies intestinales, dans la fièvre typhoïde traitée par les moyens ordinaires, est un chiffre approximatif, puisque, au lieu d'être la moyenne du nombre absolu des cas, il n'est que la moyenne des moyennes obtenues par des auteurs différents, qui n'ont pas tous apporté un contingent de faits rigoureusement identiques.

D'une autre part, Goltdammer (2), sur 5,636 cas de fièvres typhoïdes traitées par les bains froids, qu'il a recueillis dans différentes sources, a trouvé 240 hémorrhagies intestinales, soit 4,2 p. 100.

Sur 13,653 cas traités sans bains, 520 entérorrhagies seulement, ou 3,9 p. 100. La différence est donc de 0,3 p. 100 en faveur du traitement ordinaire. Il faut conclure, je crois, de ces deux statistiques, que si les bains froids ne favorisent pas l'entérorrhagie, comme l'affirme M. Peter, ils n'en empêchent pas non plus la production, comme Brand voudrait le démontrer; mais qu'en tous les cas, ils ne semblent présenter aucun danger, puisque la mortalité de l'entérorrhagie est moindre dans cette forme de traitement que dans les autres.

Je ne m'étendrai pas davantage sur la question des hémorrhagies, et je passe aux reproches qu'on a faits à la méthode balnéaire d'augmenter le nombre des affections pulmonaires graves et leur mortalité. Un des avantages principaux des bains froids, d'après Brand (3), consisterait justement dans leur effet prophylactique, quand ils sont employés dès le début. Il cite, à l'appui de son opinion, sa statistique personnelle : « Sur 211 cas de fièvres typhoïdes traitées dès le début, il n'a observé que des bronchites modérées, jamais d'hypostase, d'atélectasies, ni de pleurésies. Sur 124 cas traités à des époques plus éloignées, il a noté six fois un développement considérable du catarrhe pulmonaire, deux fois avec dyspnée et orthopnée; deux fois une pneumonie simple; une fois une pneumonie double; deux fois une gangrène du poumon. »

Les chiffres de Brand cependant peuvent paraître suspects, non pas que je soupçonne l'honorabilité du savant médecin de Stettin, à laquelle je me plais à rendre hommage ici, mais il a pu et même dû malgré lui compter, dans sa statistique de

---

(1) Brand, *loco citato*, p. 253 et 254.
(2) *Medical examiner*, 7 juin 1877, p. 444.
(3) *Loco citato*, p. 238 et suivantes.

cas traités dès le début, des embarras gastriques ou des fébricules qui en altèrent la signification.

Je préfère donc m'appuyer sur un tableau plus complet, où il donne les chiffres d'un grand nombre d'observateurs, Ziemssen, Liebermeister, Jurgensen et autres (1). D'après ce tableau, sur 3,662 malades traités par les bains froids, les affections pulmonaires graves ont été observées 263 fois, soit 7,1 p. 100.

Sur 4,638 malades traités par les bains : 100 sont morts par affections pulmonaires, soit 2,1 p. 100.

Sur 288 cas d'affections pulmonaires contractées pendant l'administration des bains, la mortalité a été de 100, soit 35,7 p. 100.

La mortalité, sur les 4,638 malades, s'est élevée à 382, sur lesquels 100 décès par affections graves du poumon, soit 26,3 p. 100 sur la mortalité générale.

Le tableau de statistique suivant donne les chiffres comparatifs de fréquence et de mortalité des affections graves du poumon dans les deux modes de traitement.

	Dans les traitements ordinaires.	*Par les bains froids.*
« D'après Liebermeister et Hoffman, le chiffre des affections graves du poumon est de	20 °/₀	7,1 °/₀
« La mortalité pour les affections graves du poumon est de.	7,7 °/₀	2,1 °/₀
« Sur les malades atteints d'affections graves du poumon, il en meurt.	50 °/₀	35,7 °/₀
« Les affections graves du poumon entrent dans la mortalité générale pour	52,6 °/₀	26,3 °/₀

D'où l'on peut conclure d'après Brand, en s'appuyant sur une statistique suffisamment nombreuse : « Que le chiffre des affections graves du poumon et des décès qu'elles occasionnent, est diminué dans une proportion des deux tiers par la méthode hydrothérapique; que le chiffre des affections pulmonaires sur la statistique des causes générales de la mort est abaissé de moitié par ce traitement (2). »

Ce sont là les conclusions de Brand, et, tout en ne les admettant que d'une façon relative, il faut reconnaître qu'on a beaucoup exagéré le danger des affections pulmonaires graves dans le traitement balnéaire de la fièvre typhoïde, parce qu'on s'était contenté jusqu'à présent de tirer des conclusions prématurées de faits trop peu nombreux pour acquérir une valeur statistique véritable.

(1) Page 242, *loco citato.* On ne comprend pas de prime abord, pourquoi Brand s'appuie, d'une part, sur un chiffre de 3,662 malades et, de l'autre, sur un chiffre de 4,638 ; mais, en parcourant son tableau statistique, qui embrasse en bloc 4,638 cas, on s'aperçoit qu'il y en a 976 dont les complications pulmonaires n'ont pas été indiquées, tandis que les décès le sont, dans tous les cas ; il fallait donc défalquer ce nombre pour avoir exactement les complications pulmonaires.

(2) Brand. *Loco citato,* p. 243.

Au point de vue de la pneumonie, les bains froids donnent les résultats suivants d'après Brand (1) :

Sur 5,376 fièvres typhoïdes traitées par les bains froids, on a noté 190 pneumonies, soit 3,5 p. 100; sur ces 190 pneumonies, il y a eu 82 décès, soit 1,5 p. 100 du chiffre total des malades.

Dans la médication ordinaire, sur un relevé de 1,420 cas de Betke, il y a eu 94 décès, soit 6,6 p. 100.

Quant à la pleurésie, sur 5,075 cas traités par les bains, on l'a notée 11 fois comme cause de mort, soit 0,2 p. 100.

D'après Betke, à Bâle, sur 1,420 fièvres typhoïdes traitées par les moyens ordinaires, la pleurésie a causé la mort 20 fois, soit 1,4 p. 100.

M. Peter a beaucoup insisté aussi sur le danger de la syncope dans le traitement hydrothérapique, guidé par des vues théoriques que je ne partage pas. Eh bien, dans les statistiques françaises que j'ai pu me procurer, je n'ai trouvé la syncope notée que dans 6 cas, et encore, sur ces six syncopes, une, celle de M. Féréol, a eu lieu sept heures après le bain seulement, et ne peut guère être attribuée légitimement à la méthode hydrothérapique.

Dans la grande statistique de Brand, sur 600 décès dont les causes prochaines ont été notées dans 278 cas, je n'en vois que 4 qui puissent se rapporter à ce genre de mort; 1 seul est classé sous la rubrique de mort subite, 1 autre sous celle de paralysie du cœur, 2 sous celle de dégénérescence graisseuse du cœur.

Il est vrai que c'est seulement depuis la remarquable thèse de Dieulafoy, en 1869, qu'on a commencé à étudier d'une façon sérieuse la mort subite dans la fièvre typhoïde; et il est possible, probable même, que quelques-unes de ces morts auront été méconnues en Allemagne et classées dans d'autres catégories, la mort par collapsus entre autres. Je ne puis émettre que des hypothèses à cet égard, mais la syncope a dû encore être rare, puisque les cas classés sous cette rubrique ne s'élèvent qu'à dix.

Si on étudie, au contraire, la syncope dans les traitements ordinaires, on est réellement effrayé de sa fréquence.

Il y a quelques mois, à propos d'un malade mort subitement dans mon service au sixième jour d'une fièvre typhoïde, j'ai fait faire dans le recueil d'autopsies de l'hôpital du Gros-Caillou des recherches statistiques à cet égard, par mon aide-major, M. le docteur Bories, qui a trouvé, sur 228 décès de fièvre typhoïde, 13 morts par syncope. Aucun des hommes qui ont succombé ainsi n'avait été soumis aux bains

---

(1) *Loco citato*, p. 243, 244. Malheureusement, cette statistique de Brand ne s'appuie pas sur un chiffre identique de cas. Les conclusions n'ont pas, par conséquent, la valeur absolue que donnent des tableaux comparatifs parfaitement concordants.

froids; 2 seulement avaient reçu quelques lotions froides dans le courant du traitement. Ces faits ont été consignés dans une excellente thèse soutenue à la Faculté de Paris par M. le docteur Tambareau (1). On sera certainement étonné du résultat de ces recherches qui renversent l'opinion commune sur la rareté de la mort subite dans la fièvre typhoïde. Mais je suis persuadé que si la vérité n'est pas encore faite à ce sujet, cela tient d'abord à ce que l'on ne s'était pas préoccupé de ce genre de mort jusqu'à ces derniers temps, et ensuite à l'absence dans les hôpitaux de registres d'autopsies, où les observations, rédigées avec soin, permettent d'étudier d'une façon rigoureuse les causes prochaines de la mort sur une série suffisamment considérable de cas.

Quoi qu'il en soit, d'après nos recherches, ces syncopes sont surtout dues à l'anémie cérébrale, comme l'a le premier indiqué notre savant confrère, M. le docteur Laveran. Elles peuvent parfois encore être causées par un mouvement réflexe provoqué par l'irritation intestinale, suivant la théorie ingénieuse de Dieulafoy, mais rarement elles sont amenées par la dégénérescence granulo-graisseuse du cœur. J'ai discuté cette question dans la *Gazette des hôpitaux* (2); je n'y reviendrai pas ici.

Les bains froids, en régularisant les fonctions du cerveau, et en augmentant la force de l'impulsion cardiaque, doivent donc diminuer notablement les chances de la syncope. Ces conceptions théoriques sont, on le voit, confirmées par les faits.

Les douleurs arthritiques et musculaires vives et atroces dont vous a parlé M. Peter, les abcès multiples qui épuisent les malades, sont aussi rares dans le traitement balnéaire que dans les autres traitements. Les seules manifestations cutanées plus fréquentes sont les furoncles, qui ne présentent en général aucune gravité; par contre, les lésions du décubitus sont notablement diminuées.

Je puis aussi complétement rassurer M. Peter sur les craintes toutes spéculatives qu'il a émises touchant les dangers de la production de la maladie de Brigth par le fait du traitement hydrothérapique. Sur 278 décès, dont les causes prochaines sont relatées dans la statistique de Brand, on ne signale qu'un cas de mort par néphrite. Dans la plupart des cas, d'après Jurgensen, on trouve, il est vrai, chez les malades les signes de la néphrite catarrhale, de l'albumine, avec quelques cylindres hyalins: mais cette néphrite est passagère et disparaît pendant la convalescence. Les urines, par contre, augmentent en quantité. D'après Brand, elles sont de deux à quatre

(1) *De la pathogénie de la mort subite de la fièvre typhoïde*, par M. Tambareau. (Année 1877, thèse n° 24.)

M. Tambareau n'a accusé que 11 décès dans sa thèse; le relevé plus attentif des registres en a fait découvrir deux autres. Il a aussi compris, dans ses cas de syncope, un malade de mon service traité par les bains froids, le nommé Bastin (Joseph), dont j'ai rapporté autre part l'observation complète (*De la valeur des bains froids*, page 14). Ce malade est mort non de syncope, mais dans le collapsus, trois heures après son dernier bain.

(2) *Gazette des hôpitaux*, 16 et 18 janvier 1877.

fois plus abondantes que dans les traitements ordinaires. Jurgensen attribue cette augmentation à l'effet des bains sur les vaso-moteurs; Brand au rétablissement normal des fonctions du rein, par suite de l'abaissement de la température (1).

« Quoi qu'il en soit, avec les bains froids l'urine devient plus claire, son poids spécifique est moins considérable, son odeur plus intense, sa réaction toujours acide. »

Quant au chiffre de la mortalité, nous ne sommes plus à l'époque où les partisans outrés de la méthode ne voulaient pas même admettre la possibilité d'un décès. L'observation et le temps ont fait justice de ces prétentions ridicules.

Dans son dernier ouvrage, Brand réunit une statistique de 8,141 cas traités par les bains froids (2) dans la pratique privée, la pratique des enfants, les hôpitaux civils, militaires et les ambulances. La pratique privée ne comprend que 689 cas, sur lesquels 14 décès, soit 2 p. 100; celle des enfants, 197 cas, sur lesquels 5 décès, soit 2,5 p. 100; le reste de la statistique est fourni par les malades traités dans les hôpitaux, la plupart par des médecins éminents, Jurgensen, Ziemssen, Schmidt, Liebermeister, Rollet, Lischtenstern, etc., et présente les caractères de la plus parfaite authenticité, chaque chiffre étant en regard du nom de l'observateur et de la publication d'où il est tiré. Sur ces 8,141, cas il y a 600 décès, soit 7,4 p. 100.

Je n'ai pas besoin de montrer combien cette statistique est favorable, puisque sur 24,997 fièvres typhoïdes réunies par Murchison et traitées par les moyens ordinaires, il y a eu 5,525 décès, soit 22,2 p. 100. Jaccoud donne comme mortalité moyenne le chiffre de 19 à 20 p. 100.

Griesinger, dont l'opinion a une si grande valeur en cette matière, dit dans son *Traité des maladies infectieuses*, que lorsqu'on s'en rapporte à des chiffres considérables, où les erreurs grossières de diagnostic se perdent dans la masse des faits, on trouve qu'une mortalité de 20 p. 100 est une mortalité moyenne, qu'au-dessous de 18 p. 100 la mortalité est faible, et qu'au-dessus de 22 elle est élevée.

Maintenant, je veux bien admettre que sur les 8,141 cas réunis par Brand on ait compris quelques centaines d'embarras gastriques fébriles et de fièvres typhoïdes abortives, quoique le nom de presque tous les médecins, dont la statistique particulière constitue la grande statistique dont nous donnons ls résultat, soit une garantie d'observation rigoureuse et vraiment scientifique. Dans cette hypothèse même, la mortalité par le traitement hydrothérapique oscille entre 8 et 10 p. 100.

Brand ne veut pas admettre cependant que le chiffre 7,4 p. 100 soit la véritable expression des résultats de la méthode, et, pour le prouver, il fait deux catégories des observations qu'il a recueillies. Une première, dans laquelle sont classées celles

(1) Brand, *loco citato*, p. 249 et suivantes.
(2) *Loco citato*, p. 284 à 307.

des auteurs qui ont donné méthodiquement les bains, comme Jurgensen, Lieber-meister, Hagenbach, Gerhard, Glénard, Cayla, Riegel, etc. (1).

La totalité des fièvres typhoïdes traitées dans ces conditions comprend 5,948 cas, sur lesquels 360 décès, soit 6 p. 100.

Dans la seconde catégorie, il classe les malades qui ont été soumis à un traite-ment incomplet ou insuffisant, et la mortalité s'élève à 10,9 p. 100 (2).

Pour prouver combien certains accessoires du traitement balnéaire ont de l'im-portance, il cite dans ce chapitre deux statistiques très-intéressantes : celles de Heubner et de Stecher. Tous deux n'ont donné à leurs malades que quatre bains par jour; mais Heubner, entre temps, employait les compresses froides, tandis que Stecher n'en faisait pas usage.

Le premier a eu une mortalité de 1,4 p. 100; le second de 8,2.

On pourra certainement reprocher à cette statistique, ainsi qu'à la statistique com-parative que j'ai donnée d'après Brand, à propos des complications de la fièvre typhoïde, de ne pas opérer sur des unités identiques et, par conséquent, de n'avoir qu'une valeur relative. Je partage absolument cette manière de voir, et je n'ai cru devoir apporter dans le débat cette masse de chiffres que comme un document utile à consulter et intéressant à mettre sous les yeux de la Société, le livre de Brand étant encore inconnu en France. Il semble cependant en ressortir un fait indiscu-table, comme l'a également fait remarquer Bernheim dans ses *Leçons cliniques,* c'est que la mortalité est moindre par le traitement hydrothérapique que par les autres traitements.

M. Peter a cherché à établir le contraire; mais il s'appuie sur des statistiques trop peu considérables (celles de Biermer, Féréol et Maurice Raynaud), pour que ses chiffres puissent acquérir la valeur nécessaire. Son principal argument contre la méthode est assez spécieux, du reste. Dans l'épidémie de 1876, M. Féréol, sur 83 malades, a eu 13 décès, soit 15,66; M. Maurice Raynaud, à l'hôpital Lariboi-sière, sur 54 malades traités par les bains, a eu 8 décès, soit 14,96 p. 100. Or, dit-il, « dans la même épidémie de 1876, dans la même durée de temps, sur un nombre de malades analogues, des médecins d'une valeur comparable, dans un même milieu d'hôpital, à Paris, ont eu, par les moyens médicaux traditionnels, les résultats qui suivent (3) :

« M. Desnos, à la Pitié, sur 37 malades, 5 morts, soit 13,51 p. 100.

« M. Peter, à l'hôpital Saint-Antoine, sur 73 malades, 10 morts, soit 13,69 p. 100.

(1) Brand, *loco citato,* p. 311 et suivantes.
(2) Cette catégorie comprend 2,193 cas et 240 décès.
(3) *Bulletin général de thérapeutique,* p. 291, numéro du 15 avril 1877.

« M. Mesnet, au même hôpital, sur 65 cas, 9 morts, soit 14 p. 100. »

Mais ces malades étaient-ils bien analogues à ceux de la Maison de santé et de l'hôpital de Lariboisière? M. Féréol a eu soin de faire remarquer que les malades reçus à la Maison de santé étaient généralement plus gravement atteints que ceux qu'on traitait dans les autres hôpitaux, à cause du public spécial qu'on y reçoit. Du reste, il n'est pas rare de voir dans le même hôpital, dans deux services différents, une série heureuse dans l'un et malheureuse dans l'autre, et cela porte à porte, dans le même milieu, et avec le même public.

Je le répète encore, on ne peut tirer de conclusions avec des chiffres aussi peu élevés. Le fait suivant en est une démonstration frappante : M. le docteur Alix, à l'hôpital militaire de Lyon, sur 3 malades soumis aux bains, en perdait 3; à l'hô-pital militaire du Val-de-Grâce, notre confrère M. Lacassagne (1) sur 8 malades traités par la même méthode, avait 8 guérisons. A quelles conclusions arriverait-on, si l'on s'en tenait seulement à l'une de ces deux statistiques pour juger de la valeur des bains froids dans la fièvre typhoïde?

Quant aux discussions de la Société médicale de Lyon, une étude attentive m'a convaincu que les opinions de la Société étaient partagées sous le rapport de l'uti-lité des bains froids; elle compte dans son sein des partisans convaincus comme des antagonistes de la balnéation; mais, même à Lyon, où les bains froids ont été donnés sur une plus large échelle qu'à Paris, les chiffres de l'expérimentation sont trop peu élevés pour en tirer des conclusions véritablement fondées. Du reste, si cette méthode a donné des résultats inférieurs aux traitements ordinaires, c'est que les bains ont presque toujours été réservés aux cas les plus graves (2).

Maintenant j'en viens à la question importante, capitale : Faut-il donner les bains froids dans toutes les fièvres typhoïdes, ou faut-il les réserver à certains cas déter-minés? J'ai déjà répondu à cette question dans mon mémoire en 1874, et les dis-cussions qui se sont produites depuis n'ont fait que me confirmer dans mon opinion. Il faut réserver les bains aux fièvres typhoïdes graves dont la gravité dépend exclu-sivement de l'hyperthermie. Les fièvres typhoïdes légères et moyennes qui gué-rissent sans traitement, les fièvres typhoïdes qui empruntent leur gravité à l'inten-sité de l'empoisonnement typhique ou à une sensibilité particulière de l'économie pour cet empoisonnement, comme par exemple celles où l'on constate avec une

(1) Communication verbale.

(2) Ma statistique personnelle comprend 29 cas seulement traités par les bains froids et les autres procédés hydrothérapiques depuis 1871, sur lesquels 5 décès, soit 17,2 p. 100; mais tous les malades de cette série étaient gravement atteints et le chiffre de 17,2 p. 100 est encore favorable puisque, dans les fièvres typhoïdes graves, la mortalité oscille entre 33 et 50 p. 100.

température peu élevée ou même normale, les accidents cérébraux les plus intenses, ces fièvres ne sont pas justifiables de la méthode. Il en est de même de certaines fièvres dont la gravité dépend des phénomènes abdominaux ou bien de manifestations cérébrales dues à des complications comme l'œdème, l'apoplexie, ou, enfin, d'accidents laryngiens, tels que les ulcérations du larynx ou une sensibilité particulière de cet organe au froid; j'ai établi ces points dans d'autres publications, je n'insisterai pas davantage ici.

Si on exclut toutes ces formes, les bains froids ne trouvent leur véritable application que 10 à 20 fois sur 100 fièvres typhoïdes. Dans ces limites, aucun esprit sérieux ne voudra les rejeter, et c'est parce qu'on a cherché à en faire un traitement unique s'appliquant indistinctement à tous les cas, qu'ils ont suscité une opposition aussi vive.

J'ai établi dans mon premier mémoire quelles étaient les conditions de température qui indiquaient les bains froids. Mon savant confrère, M. Maurice Raynaud, a traité la question d'une façon plus complète encore, dans ses belles leçons cliniques ; je renvoie à son mémoire et au mien. D'une façon générale, je dirai cependant que toutes les fois que plusieurs jours de suite les températures du soir auront été très-élevées, c'est-à-dire qu'elles auront atteint 40° et plus, et que les rémissions du matin auront été très-faibles, les bains seront indiqués. Les partisans à outrance de la méthode nous objecteront il est vrai que, pour nous assurer de la gravité de la maladie et des signes thermiques, nous serons forcés d'attendre trop longtemps, et que nous perdrons ainsi le bénéfice des bains froids qui ne donnent des résultats réellement brillants que quand ils sont employés au début. Nous avons déjà répondu à cette objection, et nous avons indiqué les signes pronostics qui permettent d'affirmer, dès la fin de la première semaine ou dans les premiers jours de la seconde, si la fièvre sera grave ou non. Pas plus que M. Raynaud nous n'avons jamais pu nous décider à donner les bains que quand ils nous paraissaient formellement indiqués par l'hyperthermie et la gravité de la maladie, et nous avons eu la satisfaction de constater que cette manière de voir, exprimée d'une façon catégorique il y a deux ans déjà, avait été suivie par presque tous les observateurs en France.

Ainsi restreinte, la méthode hydrothérapique n'offre plus les difficultés pratiques sur lesquelles s'est étendu si complaisamment notre savant confrère. Les bains froids ne constituent certainement pas une médication agréable, mais les répugnances cesseront bien vite devant les résultats réellement surprenants qu'ils amènent souvent dès les premiers jours de leur application. Si M. Peter avait constaté une seule fois seulement, *de visu*, la complète transformation des malades après les premiers bains; s'il avait vu succéder comme nous, souvent après quelques heures, aux cris, à l'agitation, au délire, le calme, la tranquillité et le sommeil, il n'aurait probablement pas nié avec tant d'énergie l'influence de la température sur la fièvre typhoïde, et l'action si bienfaisante des soustractions de calorique faites avec méthode et prudence.

Une fois les médecins convaincus de l'utilité des bains, leur emploi dans les bornes limitées que nous avons indiquées deviendra facile dans les hôpitaux.

Il suffirait d'établir dans chaque service un cabinet pour les fièvres typhoïdes graves, avec 8 ou 10 baignoires, ou bien, si l'on ne pouvait créer ces installations particulières, une salle avec 30 ou 40 baignoires pour tout l'hôpital. Dans les petits hôpitaux où l'on ne trouve pas de baignoires, des lotions froides fréquemment renouvelées dans la journée et d'une durée de cinq à dix minutes, avec accompagnement d'affusions sur la tête quand les symptômes cérébraux deviendraient menaçants, suppléeraient aux bains.

Dans la pratique civile, dans la classe riche ou même aisée, il n'y a point de difficulté pratique réelle. Quant aux malades pauvres qui ne voudraient ou ne pourraient entrer dans les hôpitaux, nous ne croyons pas trop présumer du dévouement du Corps médical de notre pays en affirmant que partout où il y aura une existence humaine à sauver, il se trouvera un médecin qui donnera son temps, sa peine et son talent pour remplir ce devoir sacré.

M. Peter vous a dit en terminant : « *Caveant consules!* » Je n'emploierai pas une objurgation aussi solennelle. Je vous dirai simplement : Ne condamnez pas, sur de pures vues théoriques, une méthode qui, employée pour répondre à certaines indications déterminées, a rendu et rendra encore des services signalés; essayez-la d'abord et rappelez-vous, avant de vous prononcer, qu'en médecine comme dans toutes les sciences en voie de formation, la vérité d'aujourd'hui est trop souvent l'erreur de demain.

PARIS. — Typographie Félix Malteste et Cie, rue des Deux-Portes-Saint-Sauveur, 22.